coleção ◖ ◗ primeiros
149 ◖ ◗ ◖ ◗ passos

Jandira Masur

O QUE É
TOXICOMANIA

editora brasiliense

Copyright © by Jandira Masur, 1985

Nenhuma parte desta publicação pode ser gravada, armazenada em sistemas eletrônicos, fotocopiada, reproduzida por meios mecânicos ou outros quaisquer sem autorização prévia da editora.

ISBN 85-11-01149-8

Primeira edição, 1985
5ª edição, 1993
1ª reimpressão, 2004

Revisão: José W. S. Moraes e Ornilo A. Costa Jr.
Ilustrações: Cláudio Rocha
Capa: Samuel Ribeiro Jr.

Dados Internacionais de Catalogação na Publicação (CIP)
(Câmara Brasileira do Livro, SP, Brasil)

Masur, Jandira, 1940-1990
O que é toxicomania / Jandira Masur. - -
– São Paulo : Brasiliense, 2004. – (Coleção primeiros passos ; 149)

1ª reimpr. da 5ª ed. de 1993.
ISBN 85-11-01149-8

1. Drogas psicotrópicas 2. Toxicomania I. Título.
II. Série.

04-4156   CDD-616.86

Índices para catálogo sistemático:
1. Toxicomania : Ciências médicas   616.86

editora brasiliense s.a.
Rua Airi, 22 - Tatuapé - CEP 03310-010 - São Paulo - SP
Fone/Fax: (0xx11) 6198-1488
E-mail: brasilienseedit@uol.com.br
www.editorabrasiliense.com.br

livraria brasiliense s.a.
Rua Emília Marengo, 216 - Tatuapé - CEP 03336-000 - São Paulo - SP
Fone/Fax (0xx11) 6675-0188

ÍNDICE

— Introdução 7
— Eliminando-se as drogas elimina-se
  o problema? 9
— Drogas psicotrópicas:
  o que são e como atuam 15
— Existem drogas "leves" e drogas
  "pesadas"? 23
— Alguns detalhes sobre algumas drogas
  psicotrópicas (maconha e cocaína) 40
— O tripé: droga, homem e sociedade 52
— Indicações para leitura 66

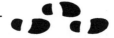

*Às minhas filhas
e
para
Bia, Ary, Célia, Álvaro, Zina.*

INTRODUÇÃO

Muito já se especulou sobre quais as características que distinguem o *Homo sapiens* das outras espécies. Alguns afirmam que é a forma particular de evolução do seu cérebro que permitiu o desenvolvimento da linguagem e, através desta, a possibilidade de manter, enquanto espécie, uma história. Desta diferença básica derivariam todas as outras, como a aparente incapacidade de viver sem fazer guerras, a capacidade de fazer humor e a angústia frente à consciência de sua finitude.

Sem entrar no mérito dessa discussão, podemos nos aventurar a dizer que uma das caracteríticas que certamente distingue o ser humano é a sua eterna e constante tentativa de mudar tanto o seu ambiente como a si mesmo. Entra aí a contínua procura de condições que venham propiciar essa mudança. Um exemplo que me ocorre de uma situação muito estranha usada para mudar o que se está sentindo é o da montanha-russa. Mostra bem a que nos sujeitamos para sentir "mais emoção". Entra-se numa fila, paga-se, entra-se noutra fila e se fica de cabeça para baixo dando voltas no ar. Agradável? Difícil afirmar! Mas cumpre a sua função: modificar o que se estava sentindo.

A forma mais antiga e freqüente que o homem vem utilizando para produzir alteração do seu humor, da sua mente, das suas sensações é através do uso de drogas. Cada uma delas produz um efeito peculiar. Algumas fazem com que as pessoas "se liguem" (drogas estimulantes), outras com que se "desliguem" (drogas depressoras). Existem ainda aquelas que fazem ser ouvidos sons inexistentes e serem vistas figuras irreais. São as chamadas drogas alucinogênicas.

O denominador comum entre essas substâncias: a capacidade de promover a alteração do estado psicológico.

As suas diferenças: tantas que precisam ser detalhadas.

As implicações do seu uso: tão importantes que necessitam ser entendidas.

O interesse de serem discutidas: tão grande que levou a mais este livro.

ELIMINANDO-SE AS DROGAS ELIMINA-SE O PROBLEMA?

É preciso ser desfeita a impressão de que o problema da toxicomania está só na droga. Desmistificar o fato de que a droga por si representa o inimigo, o vilão. Que se todos os psicotrópicos que existem atualmente desaparecessem por milagre, a toxicomania desapareceria junto. Arrisco, sem medo de errar, que, se as drogas psicoativas fossem todas lançadas ao mar, num período de meses haveria substitutos — novas drogas apareceriam.

A idéia de que, eliminando o psicotrópico, a toxicomania ficaria conseqüentemente eliminada tem a sua origem na idéia de que ela (a toxicomania) explica-se através de um tripé: agente, hospedeiro e ambiente. Este é um modelo muito usado em saúde pública e que se aplica bem a várias doenças que acometem o ser humano. É só pensar no caso da tuberculose: o *agente* é o bacilo de Koch, o *hospedeiro* é o homem. Dependendo de circunstâncias específicas do *ambiente* na qual o hospedeiro está vivendo (condições de alimentação e de higiene, por exemplo) a doença tuberculose se manifesta ou não. Uma das formas de se evitar a doença é eliminar o agente. Isto ocorreu no caso da varíola e está em vias de ocorrer com a paralisia infantil.

Para o uso de drogas levando a toxicomanias, tenta-se adaptar o modelo, com a diferença de que o agente seria a droga. Teoricamente, com a sua eliminação, o tripé se desfaria. No caso do alcoolismo, a toxicomania mais comum e que nunca sai da moda, a aplicação do modelo "agente-hospedeiro-ambiente" foi levada à extrema conseqüência durante a chamada Lei Seca, que vigorou nos Estados Unidos durante o período de 1919 a 1933. O álcool foi "eliminado" pela Lei, ou seja, proibidos sua fabricação, uso e venda. Ocorreu o que se conhece e o que seria previsto. Quem realmente queria beber tinha inúmeros meios de obtê-lo. Vigorou o império do contrabando, da fabricação ilegal, da venda dissimulada. É como nos conta o famoso cineasta espanhol Luiz Buñuel em seu livro *Meu último suspiro*:

O que é Toxicomania   **11**

" ... passei cinco meses nos Estados Unidos, em 1930, na época da proibição, e acho que nunca bebi tanto. Em Los Angeles, tinha um amigo contrabandista de álcool — lembro-me muito dele, faltavam-lhe três dedos numa mão — que me ensinou a distinguir entre o gim verdadeiro e o falsificado. Bastava sacudir a garrafa de uma determinada maneira: o gim verdadeiro fazia bolhas. Podia-se também conseguir uísque nas farmácias, com receitas, e em determinados restaurantes servia-se vinho em xícaras de café. Em Nova Iorque eu conhecia um bom bar clandestino. Batia-se de determinada maneira numa portinha, uma fresta se abria, entrava-se rapidamente. Lá dentro, havia um bar como outro qualquer. Nele se encontrava tudo o que se desejava. A proibição foi realmente uma das idéias absurdas do século. É preciso dizer que naquela época os americanos se embriagavam ferozmente".

O problema em relação às drogas e que vem questionar o modelo do tripé (agente, hospedeiro e ambiente) é que drogas não são vírus nem bactérias, nem mosquitos transmissores que picam o homem sem que ele se aperceba disso nem deseje suas conseqüências. No caso de drogas, *o homem é ao mesmo tempo o hospedeiro e o agente*. Na medida em que tem parte ativa na procura da droga, ele compartilha com ela a função de agente. E esta procura é tão ativa que, na ausência da droga, ele as cria, recria, substitui, inventa, a tal ponto que alguém relatava que, ao não dispor de nenhum dos psicotrópicos convencionais, se valia de tomar um "chá de fita cassete cortada" (não sei se gravada ou não). Acho que isso mostra bem a diferença entre o modelo tradicional do tripé, que por mais útil que possa ser em vários aspectos de saúde pública não pode ser diretamente aplicado às toxicomanias.

Essa argumentação não nos deve levar à idéia oposta, de que é absolutamente indiferente o número e a quantidade de psicotrópicos disponíveis. Negar qualquer papel de agente às drogas seria tão inadequado quanto caracterizá-las como sendo a única razão do problema, uma vez que são os seus efeitos que são procurados e desejados (mesmo no caso do tomador de "chá de fita cassete", o que ele tenta recriar é o efeito já experimentado anteriormente com alguma droga).

Uma analogia pode ser feita entre o que acontece com a compreensão das drogas psicotrópicas e o que ocorre em alguns filmes. Há um gênero deles em que desde o início fica clara a divisão entre o bem e o mal, entre o bandido e o mocinho. Para que fique ainda mais explícito e mais claro para quem se deve torcer, algumas vezes o mocinho se veste sempre de branco e o bandido de negro (fato, aliás, já denunciado por movimentos anti-racistas — o negro simbolizando o mal). Quando o filme é do tipo *cowboy*, para que cessem as últimas dúvidas, é só observar os cavalos dos figurantes principais; enquanto o cavalgar e os relinchos de um deles transpiram altruísmo e desprendimento, o cavalo do bandido fornece expressões inequívocas de "mau caratismo".

No caso das drogas, segundo uma linha de compreensão vigente, elas só faltam vir vestidas de preto. São indubitavelmente o "bandido" da história. Numa outra linha de entendimento, elas vêm vestindo um branco reluzente e lhes são atribuídas todas as virtudes associadas à figura de "mocinho", como aumentar a criatividade, permitir *insights* incríveis, promover a fraternidade universal, combater o conservadorismo que domina a humanidade, tornar as pessoas mais sensíveis, etc., etc.

O problema se complica um pouco quando à semelhança de alguns filmes a divisão entre o bem e o mal fica menos clara. É o que aconteceu no filme *O retorno de Jedi*. O personagem vilão, convenientemente vestido de preto (não só durante este filme como nos dois outros dos quais ele era a continuação) passa todo o tempo imaginando diferentes formas de destruir pessoas e planetas do jeito mais cruento possível. No entanto, nos últimos minutos do filme, ele literalmente retira a sua máscara preta, desvelando toda a sua emoção de pai. Transforma-se em poucos segundos numa figura afetiva, sensível e bondosa, disposta ao sacrifício da sua vida para salvar o filho (que ele havia combatido ferozmente durante as oito horas de projeção anterior).

É claro que a compreensão de que as drogas não contêm em si o vilão nem a elas podem ser atribuídas todas as virtudes, não é uma posição fácil de se defender. Ainda prevalece o clima de, no início da projeção do filme, tentar-se identificar rapidamente "quem é quem". Feita a identificação podemos torcer tranquilamente, esperando que não nos confundam no fim do filme com o lado bondoso do bandido ou, pior ainda — com o lado maldoso do mocinho.

A toxicomania é a tradução de complexos problemas humanos, psicológicos e sociais. Atribuir toda a "culpa" às drogas é uma posição por demais simplista. Por outro lado, não se pode desconhecer a imensa gama de problemas que o uso de drogas, por si mesmo, pode causar. Elas estão longe de ser substâncias inócuas, cujo uso indiscriminado não acarrete nenhum prejuízo. Precisam por isto ser melhor entendidas.

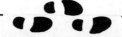

DROGAS PSICOTRÓPICAS:
O QUE SÃO E COMO ATUAM

Impropriamente chamadas de tóxicos — já que qualquer substância pode vir a ser tóxica — as drogas psicoativas ou psicotrópicas atuam principalmente no cérebro (sistema nervoso central). Deriva daí a denominação psicotrópico: tropismo ou atração pela mente. Produzem alterações psicológicas cuja qualidade e intensidade vão variar principalmente com o tipo e quantidade de droga. Mas não apenas; também são importantes as características de quem as ingere, as expectativas que se tem sobre os seus efeitos e as circunstâncias em que são ingeridas. Sobre estas últimas, o poeta francês Baudelaire comentava, em 1861:

> "O haxixe cria o exagero não apenas do indivíduo, mas também da circunstância e do meio . . . Se você

> estiver em um ambiente favorável, como uma paisagem pitoresca ou um apartamento poeticamente decorado, se, além disso, você puder contar com um pouco de música, então tudo é para o melhor (. . .). É preciso ter cuidado. Que não haja nenhuma tristeza, nenhuma dor de amor. . . Esta infelicidade, esta inquietude, soarão como um dobre de finados em meio à sua embriaguez e envenenarão o seu prazer.''

É importante lembrar que os psicotrópicos também atuam noutros sistemas do corpo que não o cérebro, como por exemplo o coração, os intestinos, os vasos sangüíneos. Mas, como seria de se esperar, eles são usados pelos efeitos que causam no seu local preferencial de ação, o sistema nervoso central.

Os psicotrópicos dividem-se em três classes ou categorias. A primeira delas é composta pelas drogas que alteram o funcionamento do cérebro no sentido de deixá-lo mais ativado e que por isso recebem o nome de *estimulantes* do funcionamento do sistema nervoso central. A cafeína, a anfetamina (conhecida popularmente como ''bolinha'') e a cocaína são exemplos de substâncias que se enquadram dentro desta categoria. A cafeína é um estimulante fraco, enquanto as outras duas drogas são consideradas como estimulantes fortes. O ''fraco'' diz respeito ao fato de dificilmente ser atingido com a cafeína (mesmo

O que é Toxicomania 17

tomando-se várias xícaras de café) um nível de estimulação produzido por doses pequenas de anfetamina ou cocaína.

A segunda classe de drogas é constituída pelos *depressores* do funcionamento cerebral, vale dizer, diminuem a atividade do sistema nervoso central. Os tranqüilizantes, o álcool, os inalantes, como a "cola de sapateiro", e os narcóticos (morfina, heroína) são exemplos deste grupo. É interessante lembrar que o nome narcótico indica apenas aquelas substâncias que dão sono *e* diminuem a dor, que é justamente o caso da morfina e da heroína.

O terceiro grupo de substâncias é aquele constituído pelas drogas que caracteristicamente nem aceleram nem diminuem a atividade do cérebro, mas a "perturbam". São por isto chamadas de drogas *perturbadoras* da atividade do sistema nervoso central. Drogas alucinogênicas como o LSD-25, a mescalina, a maconha, derivados de outras plantas (caapi, "saia-branca") fazem parte desta categoria.

A forma pela qual os psicotrópicos atuam no cérebro é uma questão fascinante. É só imaginar que essas substâncias são em última análise moléculas químicas, que poucos minutos após ingeridas conseguem alterar o estado da mente. Como isto ocorre?

Imagine-se o funcionamento normal do cérebro. Bilhões de células (neurônios) se interligando, das mais variadas formas, promovendo a passagem de "informação" entre as diferentes regiões do sistema. Quem possibilita que esses sinais sejam enviados de um neurônio para outro são moléculas químicas que, por terem esta função, foram chamadas de neurotransmissores. Para seu funcionamento é preciso que elas sejam fabricadas (sintetizadas) no cérebro na justa medida, nem a mais nem a menos. É fundamental também que uma vez transmitida a informação cesse o seu efeito. Caso contrário fica-se na situação de uma buzina que após avisar dispara, prejudicando toda a sua função. Para evitar isso, existem processos pelos quais os neurotransmissores são destruídos (metabolizados) logo após exercerem a sua função.

O mais interessante é como o neurotransmissor envia a sua mensagem. Entre um neurônio e outro existe um espaço (sinapse) que é atravessado pelo neurotransmissor no momento em que o sinal tem de ser enviado. A informação ou sinal se completa quando o neurotransmissor sai do neurônio, atravessa a sinapse e vai encaixar-se em uma molécula que está logo após o espaço, chamada por isso de molécula receptora, mais abreviadamente de receptor. Só o encaixe em si não é suficiente para que a passagem do sinal se dê. É necessário que o encaixe seja de tal ordem que permita uma reação entre as duas moléculas, o neurotransmissor e o receptor. A melhor analogia que já foi usada para a compreensão deste processo é a da chave e da fechadura. Cada fechadura (receptor) tem a sua chave que é única. Ela não só se encaixa com o receptor como também reage com ele, permitindo que o sistema funcione. A reação corresponde na analogia a girar a chave.

Para que o neurotransmissor esteja disponível no momento certo, ele, quando fabricado, fica armazenado em depósitos fechados chamados de

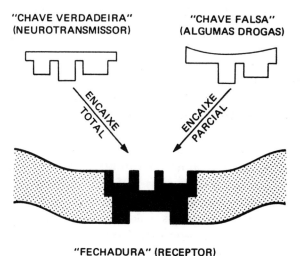

vesículas, localizadas imediatamente antes da sinapse. Um código específico faz com que essas vesículas se abram no momento oportuno, e os neurotransmissores possam atravessar o espaço entre os dois neurônios. Uma vez exercida a sua função de sinal, parte das moléculas neurotransmissoras, em vez de serem destruídas, são recapturadas para dentro das vesículas, à espera de que o código novamente as libere. Este é um importante mecanismo de "economia" do sistema.

Imagine-se tudo isso ocorrendo num espaço de tempo infinitesimal entre bilhões de células interligadas entre si das mais diferentes formas. Imagine-se também que existem vários neurotransmissores (cerca de dez já bem conhecidos), cada um deles com características e funções específicas. Imagine-se, ainda mais, que as diferentes regiões do cérebro funcionam através de diferentes neurotransmissores. Por fim, imagine-se que o "aviso" enviado por um neurotransmissor pode interferir com o sinal a ser enviado pelos outros neurotransmissores. Tudo isso imaginado, chega-se a uma pálida e supersimplificada noção do que é o funcionamento do mais perfeito e delicado sistema vivo: o cérebro.

Voltando às drogas psicotrópicas. Em última análise, elas, por serem moléculas químicas, atuam por interferir na engrenagem da química cerebral.

A anfetamina e a cocaína, por exemplo, aumentam a atuação de neurotransmissores que têm uma ação predominantemente excitatória. Outros psicotrópicos, como alguns tranqüilizantes, atuam como "falsas chaves". Pela sua configuração química, eles conseguem se encaixar na molécula receptora de determinado neurotransmissor, mas não reagem com este. Em conseqüência, o receptor fica bloqueado, impedindo que a chave verdadeira (o neurotransmissor) exerça a sua ação.

Diminuir a produção de neurotransmissores, dificultar o seu armazenamento nas vesículas, alterar o código que abre as vesículas, mudar (para mais ou para menos) a velocidade de destruição dos neurotransmissores, dificultar a sua recaptação para dentro das vesículas após a sua função, impedir ou facilitar que os neurotransmissores se encaixem nos receptores são alguns dos principais mecanismos pelos quais agem os psicotrópicos.

Euforia, sentir-se "apagado", mudança do humor, intensificação dos sentidos, percepção de sons e visões irreais são a tradução comportamental da desorganização da química cerebral.

Essas sensações são consideradas boas por alguns, desagradáveis ou indiferentes por outros. O que dita esta diferença? Forma de ser, fatores culturais, características de personalidade, circunstâncias específicas? A magia química não responde a estas questões. Estão fora do seu limite. Entra-se aí no universo não menos mágico da diversidade humana.

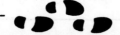

EXISTEM DROGAS "LEVES" E DROGAS "PESADAS"?

Uma das formas de as drogas psicotrópicas serem classificadas é em "leves" e "pesadas". O critério para esta classificação baseia-se na chamada dependência física. Drogas que levam à dependência física são chamadas de pesadas; conseqüentemente, as que não levam recebem o nome de drogas leves. Dentro deste critério os opiáceos (morfina e heroína), o álcool, os barbitúricos e alguns tranqüilizantes seriam drogas pesadas, já que sabidamente produzem dependência física. Ao contrário, a cocaína, a anfetamina e os alucinógenos, como o LSD e a maconha, seriam drogas leves, uma vez que não levam à dependência física.

O grande mal-entendido a que pode levar essa forma de compreensão dos psicotrópicos é a idéia de que o único problema causado pelas drogas é a dependência física. Dito de outra forma, induz a pensar que o uso de drogas que não levam à dependência física não se constitui em problema, pois *só* geram dependência psicológica.

Um equívoco muito comum é feito ao se pensar que dependência psicológica é um problema menor — *só* psicológico. Grande engano! Enquanto a dependência física é tratável através de métodos médicos modernos, a dependência psicológica é extremamente resistente.

As drogas "prendem" as pessoas e causam inúmeros problemas através de vários mecanismos. A dependência física é *um* deles. A maior compreensão do que vêm a ser dependência física e dependência psicológica nos mostra que as drogas não podem ser simplesmente divididas em "leves" e "pesadas" (ou ainda "semipesadas", como querem outros). Elas devem ser entendidas pelos efeitos que produzem, pelos significados que estes efeitos vêm a ter para o ser humano e, sem dúvida, *também* pela sua capacidade de levar à dependência física.

Dependência física

Existem drogas às quais o organismo se adapta

O que é Toxicomania **25**

de tal forma que faz com que a parada súbita da ingestão provoque um grande mal-estar físico, que se chama *síndrome de abstinência*. Fica mais fácil entender este fenômeno se imaginarmos primeiramente o organismo funcionando "sem droga", no seu estado normal. A droga, quando ingerida, altera o seu funcionamento fisiológico. Pois bem, *algumas* drogas, quando usadas constantemente, levam o organismo a um novo equilíbrio. Vale dizer, existe uma readaptação fisiológica para o estado de droga. No momento em que a pessoa pára subitamente de tomar a droga o organismo reage com violência, pois o equilíbrio (a adaptação ao estado de droga) foi rompido. Isto dura até que o organismo se readapte novamente ao estado "sem droga". Este é justamente o período que dura a síndrome de abstinência. Fica claro, portanto, que a *dependência física* vai se manifestar, através da síndrome de abstinência, quando a *droga é abruptamente retirada* após um período de uso constante, e não se manifesta enquanto está sendo usada.

O fato de a parada brusca do uso de determinados psicotrópicos poder levar à dependência física tem uma primeira implicação importante. As pessoas que fazem uso constante dessas drogas, e portanto sujeitas a ter uma síndrome de abstinência, temem (e com razão) deixar de usá-las.

Vários aspectos de conduta anti-social que geralmente são associados ao uso de drogas podem ser explicados por isso. É só imaginar um usador crônico de uma substância que induz dependência física. Por alguma razão lhe falta a droga. Para evitar o grande sofrimento da síndrome de abstinência, que começa apenas algumas horas após a ingestão da última dose, ele é tentado a fazer o possível e o impossível para consegui-la. Roubos a farmácias (onde várias dessas substâncias são encontradas) ou mesmo conseguir dinheiro através de qualquer meio são situações que ocorrem comumente.

Uma comparação que mostra bem o quanto a síndrome de abstinência (quando não adequadamente tratada) é um processo extremamente penoso, que envolve dias de sofrimento, é a comparação entre ela (síndrome) e uma violenta ressaca que pode ocorrer após uma noitada em que se bebeu muito. A ressaca (que já é muito ruim) é uma palidíssima amostra do que vem a ser a síndrome de abstinência.

Fica a pergunta sobre quais são os psicotrópicos que dão dependência física. Já existe comprovação suficiente para saber que os opiáceos (morfina, heroína e outros derivados), os barbitúricos (substâncias depressoras da atividade do cérebro muito usadas contra insônia), os ansiolíticos (de uso cada vez mais comum para, como o nome indica, diminuir a ansiedade) e o álcool podem levar à dependência física. Ao contrário, não existem demonstrações convincentes de que os estimulantes e os perturbadores do funcionamento do sistema nervoso central induzam síndrome de abstinência, como é o caso da maconha, LSD-25, anfetamina e cocaína.

É necessária a distinção entre *poder levar* e *levar efetivamente* à síndrome de abstinência. O fato de alguém usar álcool ou um barbitúrico não implica que fatalmente ele vai cair no processo de dependência física. Tudo depende da constância e da quantidade em que a droga é ingerida. Uma situação muito comum que clarifica este ponto é o que ocorre com pessoas que têm que fazer uso de barbitúricos por muitos anos (às vezes por toda a vida) para controlar a epilepsia, pois se não tomarem a droga a probabilidade de terem convulsões é grande. Pois bem! A quantidade de barbitúrico suficiente para controlar a doença não é suficiente para produzir dependência física. Isto apesar de o uso ser constante. Um outro exemplo, mostrando a situação inversa, é o que ocorre quando a morfina é utilizada para aliviar a dor. Alguns dias ou poucas semanas da dose necessária para aliviar dores intensas pode produzir síndrome de abstinência quando a droga é retirada. Já quanto ao popular álcool: são necessários meses, em geral alguns anos de uso constante, para que a dependência física seja observada.

As drogas não variam apenas quanto à quantidade, a freqüência e a duração do seu uso para produzirem dependência física. A própria expressão desta, que é a síndrome de abstinência, é muito diferente. A reação que se observa quando alguém entra em abstinência por morfina não é semelhante à que se observa com o álcool. A parada súbita de ingestão de morfina faz com que a pessoa apresente, algumas horas após a última dose, um mal-estar generalizado (diarréia violenta, vômitos e cólicas intensas), com seu pico máximo em cerca de 48-72 horas. Deve estar completamente superado em cerca de 7-10 dias. Existem, como em tudo, as variações individuais. A intensidade do quadro e a sua duração podem ser diferentes de pessoa para pessoa, ou mesmo para uma mesma pessoa em diferentes ocasiões que venha a ter a síndrome de abstinência. Mas as características gerais se mantêm.

Já a síndrome de abstinência de álcool apresenta-se de forma muito diferente, não na duração, que é semelhante à da abstinência da morfina (5-7 dias), mas na sua manifestação. O que aparece algumas horas após a última bebida são tremores na mão, seguidos de algum tempo depois por suor intenso, grande mal-estar, agitação, visão e audição de figuras e sons inexistentes. Na sua forma mais grave (o *delirium tremens*), a pessoa fica totalmente desorientada, não reconhecendo pessoas nem sabendo onde está. Também, apesar das variações individuais, o quadro é muito típico e facilmente identificável. Não dá para confundir com a síndrome de abstinência da morfina. Elas claramente mantêm a sua identidade.

Saber-se que as drogas que induzem dependência física, que levam a uma síndrome de abstinência com *características específicas*, e que elas ocorrem dentro de um *determinado período de tempo* é muito importante para a distinção entre dependência física e psicológica. No entanto, antes de discutir sobre as diferenças, convém conceituar o que se entende por dependência psicológica.

Dependência psicológica

Quando se pode afirmar que existe *dependência psicológica*? Como ocorre em muitos fenômenos, principalmente aos que se referem ao comportamento, é difícil achar uma linha que claramente demarque a presença ou a ausência de dependência psicológica. Na medida em que ela não ocorre como um fenômeno do tipo "tudo ou nada", determinar o exato momento em que ela passa a existir é muito difícil. É como ocorre com a maré. Identifica-se facilmente quando ela está alta ou baixa. Mas como em todos os fenômenos que ocorrem dentro de um contínuo, existe toda uma zona de incerteza quando é difícil afirmar se ela está mais para cheia ou mais para baixa.

Existem, no entanto, indicadores sugestivos de que a dependência psicológica de droga(s) se estabeleceu: a freqüência com que ela é usada, o tempo e o empenho empregados para a sua obtenção, diminuição de outros interesses na vida. Vale dizer, ocorre dependência psicológica a uma droga quando ela ocupa um lugar central nos pensamentos, emoções e atividades da pessoa, de tal forma que não só se torna muito difícil parar de usá-la bem como prevalece um desejo intenso de usá-la constantemente.

A dependência psicológica pode se estabelecer em relação a drogas que produzem ou não dependência física.

Todas as drogas podem produzir dependência psicológica. Aliás, não só drogas. Dependência de comida, de jogo, mesmo de pessoas, são fatos comuns. O estabelecimento de relações de dependência ocorre com coisas e pessoas. O que varia, e isto é fundamental, é o tipo de dependência.

O que é Toxicomania   31

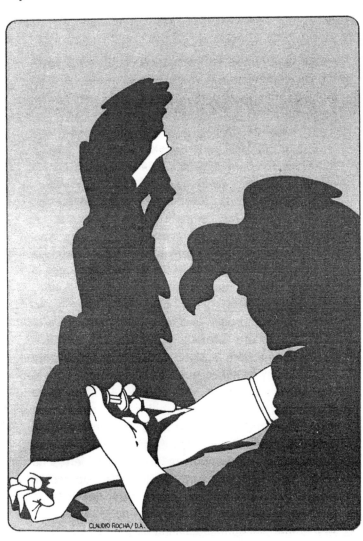

Existem dependências gratificantes, como, por exemplo, amigos sem os quais é difícil passar. Há dependências das quais nós nem nos apercebemos, como sentar sempre em determinada poltrona.

No caso de drogas, a relação de dependência que se estabelece pode ser extremamente destrutiva não só para a pessoa como para os que a cercam. Depender de drogas para poder "ir vivendo" ou curtir uma festa só sob a ação de psicotrópicos, implica um óbvio empobrecimento pessoal. A droga passa a ser o "amo e senhor", sem a qual nada é possível, nada tem graça. Fica perdida a possibilidade de escolha. Não é sem razão que a dependência de drogas é chamada de "doença da liberdade".

O que nas drogas leva à dependência psicológica? Existe um fator da maior importância — o que a droga vem a significar. Que espaços seus efeitos vêm preencher, que ausência de perspectivas elas vêm suprir. Se isto não fosse importante criar-se-ia o mito da inevitabilidade. Qualquer um que experimentasse psicotrópicos entraria no ciclo da dependência. Não é assim! Muitos experimentam e, provavelmente porque os efeitos da droga não lhes disseram muito, não repetem a experiência. Ela até pode ter sido considerada agradável, mas não representou nada de fundamental.

Um outro aspecto muito importante que também determina a intensidade da dependência diz respeito aos efeitos propriamente ditos que a droga produz. Diferentes psicotrópicos produzem diferentes efeitos. Depende de onde e de como elas interferem com a química cerebral. No caso da cocaína e da anfetamina (as duas são parecidas) os efeitos são considerados muito atraentes. A sexualidade aumenta, diminui a angústia. Surge uma grande sensação de força e poder. No etanto, são efeitos tão poderosos como fugazes. Passam logo! Certo tempo após, sobrevêm sensações quase opostas — desânimo, tristeza, cansaço. A forma de eliminá-las e voltar ao prazer se faz por tomar doses repetidas. É por aí que se estabelece o ciclo de uma poderosa dependência.

Não há como se falar em dependência de drogas sem lembrar do cigarro. A dependência psicológica dos fumantes é por demais óbvia. Só observar o seu nível de ansiedade quando lhes falta cigarros. Como conta o escritor brasileiro Rubem Braga em sua crônica:

> "Às vezes acontecia que meus cigarros acabavam, e era tarde da noite, eu resolvia ir dormir assim mesmo, sem fumar. Dali a pouco acordava: estava sonhando que havia um maço de cigarros na gaveta da mesinha

> de cabeceira . . . Era preciso muito caráter para não me vestir e sair de madrugada a procurar algum boteco aberto para comprar cigarro — coisa que, aliás, fiz mais de uma vez. Não quero falar do vexame de juntar baganas dos cinzeiros sujos, e até do chão."

Mas não há como igualar a dependência psicológica pelo cigarro à da cocaína, da anfetamina ou de outras drogas. Algumas das diferenças fundamentais: não ocorre desorganização psicológica com o uso constante do cigarro; a vida de relação não se altera; não só os relacionamentos não são afetados como não existe interferência com a capacidade produtiva. Ninguém fica, por fumar muito, agressivo ao extremo nem impossível de se conviver. Nenhum fumante fica "fora de si" cometendo toda sorte de atos anti-sociais quando se excede e fuma alguns cigarros a mais.

Poderia ser dito que a diferença está em que o uso do cigarro é legalizado, enquanto as outras drogas são proibidas. Dentro desta argumentação, seria a ilegalidade que levaria à desestruturação social. Vale dizer, a desorganização psicológica ocorreria em conseqüência das dificuldades trazidas pelo uso de uma substância não sancionada pela sociedade. Essa argumentação tem sua razão de ser; a ilegalidade pode ser, por si mesma, geradora de problemas. No entanto, o

O que é Toxicomania   **35**

problema não se reduz de forma nenhuma à questão de legalidade/ilegalidade. É só lembrar o exemplo do álcool, que é uma droga de uso legalizado e incentivado de todas as formas. Isso não impede que o seu uso intenso e constante possa levar a uma condição das mais desestruturadoras: o alcoolismo.

A meu ver, a diferença está basicamente nos efeitos do cigarro: não ocorre uma incrível sensação de bem-estar e euforia, nem de "poder", nem de estimulação sexual intensa. Não ocorrem alterações de percepção como as que são induzidas por drogas alucinogênicas.

O que, afinal, no cigarro induz dependência? Os seus fracos efeitos estimulantes? Pode ser! Mas talvez o mais importante sejam os rituais envolvidos com o ato de fumar. O cineasta Luiz Buñuel, no seu livro *Meu último suspiro*, trata dessa questão com a beleza própria dos que se comunicam através da arte:

> "O fumo é um prazer de todos os sentidos — da visão (que belo espetáculo, sob papel prateado, esses cigarros brancos arrumados como para uma parada), do olfato, do tato. Se me vendassem os olhos e me colocassem um cigarro aceso na boca, recusar-me-ia a fumá-lo. Gosto de tocar o maço em meu bolso, de abri-lo, de apreciar entre dois dedos

> a consistência de um cigarro, de sentir o papel em
> meus lábios, o gosto do tabaco em minha língua, de
> ver brilhar a chama, de aproximá-la, finalmente de
> encher-me de calor.''

Ou como nos conta novamente Rubem Braga:

> '' . . . é um vício cheio de mumunhas e mutretas.
> A gente pensa, por exemplo, que não liga para a
> fumaça — até a primeira vez que fuma no escuro e
> sente falta de ver a fumaça. Também só na primeira
> vez que fuma de luvas você repara a falta que lhe faz
> o contato do cigarro com os dois dedos da mão.''

Se é necessária uma síntese eu diria: há dependências e dependências psicológicas. No caso do cigarro — que o seu uso constante *pode levar a doenças físicas bastante sérias* é um fato conhecido e que precisa ser levado em consideração. Mas não é por isso que vamos entender que as conseqüências para *toda a vida do fumante e dos que o cercam* é semelhante ao que ocorre com alguém dependente de outros psicotrópicos de efeitos notoriamente mais potentes — seria uma generalização tão fácil quanto imprópria!

A diferença entre dependência física e psicológica

Por que nos é permitido afirmar que a maconha, a anfetamina, a cocaína e o LSD, entre outros psicotrópicos, não produzem dependência física? Pois não são comuns referências a estados de desconforto físico, quando o uso dessas substâncias é suspenso? Não existem afirmativas de mal-estar, de dores inespecíficas, de ansiedade, de impotência sexual em pessoas que pararam de usar esses psicotrópicos? Apesar de ocorrer isso, a diferença entre esses relatos e a síndrome de abstinência está em que não *existe um padrão típico de perturbações físicas* após a suspensão dessas drogas. Alguns não sentem nada; outros relatam angústia; alguns referem taquicardia; outros apontam para dificuldades na área sexual. Nenhum denominador comum! Ainda mais, tudo isso ocorre em tempos os mais diversos após a parada da droga. Horas, semanas, meses são os períodos referidos. Uma síndrome de abstinência tem obrigatoriamente, além de características bem definidas (como exemplificado acima para o álcool e a morfina), sua ocorrência dentro de um curso temporal determinado. Portanto, as queixas ouvidas de pessoas que após um uso constante deixaram, por exemplo, de fumar maconha, não podem ser atribuídas à dependência física. Elas decorrem, muito possivelmente, de um novo arranjo psicológico que está ocorrendo.

É natural que alguém que fez uso de drogas por um tempo considerável reaja à parada. Que esta reação se *traduza fisicamente por um mal-estar indefinido* é o esperado. Mas esse mal-estar não pode ser confundido com síndrome de abstinência.

Tolerância às drogas

Mitridates, que foi rei do Ponto Euxino (pequeno reino da Ásia Menor), cerca do século I a.C., sabendo que corria grande risco de ser envenenado por arsênico, começou, pouco a pouco, a ingerir doses crescentes desse veneno. O seu organismo ficou habituado (*tolerante*) ao arsênico a tal ponto que seria difícil envená-lo. De nada lhe valeu esse bom raciocínio farmacológico! Conta a lenda que ele morreu assassinado por uma punhalada.

O desenvolvimento de tolerância ou mitridatismo (em função da história do rei Mitridates) é um fator complicador que aparece com o uso regular de psicotrópicos. Trocando em miúdos, tolerância significa que é necessária uma dose cada vez maior da droga para se obter os mesmos efeitos. Por exemplo, alguém usa morfina para aliviar uma dor intensa. No início uma dose pequena é suficiente. Com o passar dos dias a dor não desaparece com essa dose. É necessário aumentá-la. Passa-se mais algum tempo. Esta segunda dose se torna também insuficiente. É preciso doses ainda maiores de morfina para que a dor cesse.

O fenômeno de tolerância, que ocorre com grande parte dos efeitos das drogas psicotrópicas, faz com que elas tenham, após um uso regular, que ser usadas em doses 10, 20 ou mesmo 50 vezes maiores do que a dose inicial, para produzir efeitos semelhantes. As drogas são caras! É só imaginar o que custa usá-las quando se desenvolveu tolerância, necessitando então o organismo de grandes quantidades. Associe-se a isso a dependência física e psicológica. Está formado um quadro que ajuda a entender o porquê do enorme poder econômico envolvido no tráfico de drogas. Dá também uma idéia das dificuldades de quem faz do uso de drogas uma parte fundamental da sua existência.

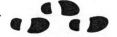

ALGUNS DETALHES SOBRE ALGUMAS DROGAS PSICOTRÓPICAS (MACONHA E COCAÍNA)

Impossível ou no mínimo muito difícil detalhar todas as drogas psicotrópicas que vêm sendo usadas. Provavelmente também resultaria numa leitura maçante para o leitor.

O número dessas substâncias é muito grande. Existem as que surgiram de sínteses químicas realizadas em laboratório, como é o caso do LSD-25 e da anfetamina. Algumas têm origem vegetal, como a cocaína, a maconha, a mescalina e a psilocibina, todas encontradas em vários países do mundo. Outras, também de origem vegetal, são derivadas de plantas brasileiras, como é o caso do caapi e da "saia branca" (também chamada de "saia de noiva" ou "trombeteira"). Esta última tem sido usada no Brasil na forma de chá, e é comumente encontrada como planta ornamental em jardins de várias cidades do nosso país. Existem os solventes, como os encontrados na cola de sapateiro, fluido de isqueiro, gasolina. Estes últimos, os solventes, são muito utilizados por crianças e adolescentes, em função do seu fácil acesso e do seu baixo preço.

Em pó, na forma líquida, comprimidos, extratos, para tomar, cheirar, aspirar, engolir. Há de tudo!

Vamos nos limitar a entrar em alguns detalhes sobre dois psicotrópicos, a maconha e a cocaína. Apesar de ser uma escolha arbitrária, ela se justifica na medida em que as duas são drogas da "moda".

Maconha

Maconha é o nome mais comum para designar preparações feitas de folhas e flores da planta *Cannabis sativa*.

Marihuana, haxixe são outros termos habitualmente utilizados. O haxixe, na realidade, é uma preparação mais concentrada de maconha. É comum, no Oriente Médio, a preparação na forma de haxixe, que pode ser obtida batendo-se repetida e fortemente a planta em um couro; a resina, forma concentrada que se prende ao ouro, é posteriormente raspada e recebe o nome de haxixe.

A maconha foi usada como medicamento desde os mais remotos tempos, fazendo parte (como a história sugere) dos espécimes de herbário do imperador chinês Nung há quase cinco mil anos. Um tratado chinês de dois mil anos atrás a recomendava como anestésico em cirurgias. Entre os muçulmanos, o uso da maconha era bastante difundido, inclusive como medicamento, encontrando-se em um manuscrito árabe de 1464 a observação:

> "Ibn al-Badri conta que o poeta Ali ben Makki visitou o epiléptico Zahir-ad-din Muhammed, filho do chefe do Califado de Bagdá, e deu ao relutante Zahir-ad-din o haxixe como medicação. Ele ficou completamente curado da epilepsia mas também não pôde mais deixar de tomar a droga".

A maconha também foi usada nos Estados Unidos como medicamento para várias doenças. Entretanto, este uso diminuiu e praticamente foi abolido na virada do século; sua utilização vem se restringindo a razões não médicas e centrada nas alterações psíquicas produzidas pela maconha. Atualmente, o uso de alguns dos seus princípios ativos como medicação começa a ser rediscutido.

É surpreendentemente recente a descoberta do

O que é Toxicomania 43

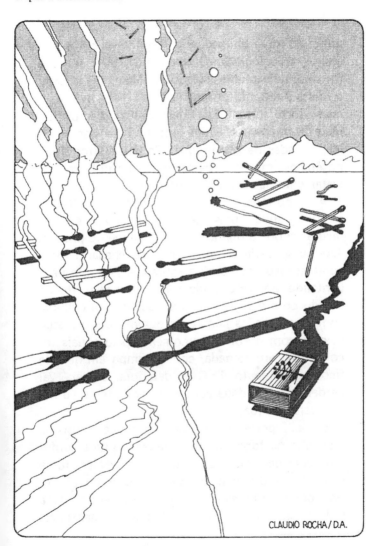

CLAUDIO ROCHA / D.A.

princípio ativo da maconha, responsável pelos seus efeitos psicológicos. Ocorreu em 1964, quando foi simultaneamente isolado na Alemanha e Israel o delta-9-tetrahidrocannabinol (THC), que é o mais forte princípio alucinogênico da planta. Mais recentemente, várias outras substâncias foram identificadas na planta, que não têm efeitos alucinogênicos, mas que parecem ser de utilidade no tratamento de algumas doenças, como a epilepsia.

A importância da identificação do THC foi muito grande, pois permite observações mais seguras sobre o que a maconha realmente produz. Ajudou a desfazer mitos e a se chegar a uma compreensão mais segura sobre ela. Isto porque o conteúdo de THC pode variar enormemente de acordo com a região onde a maconha foi colhida, com as condições climáticas durante o seu crescimento, com a forma e momento pelos quais foi coletada e armazenada, com o tempo em que ela ficou estocada (o THC se deteriora, ou seja, vai perdendo a atividade com o correr do tempo e sob a presença de luz).

É fácil, portanto, entender por que o uso da maconha na forma bruta pode levar a uma confusão considerável. Por exemplo, alguém fuma maconha e diz não ter sentido nenhum efeito. Isso pode tanto estar relacionado à sensibilidade individual, como à eventual pouca quantidade de THC naquela maconha fumada. Como saber? A menos que se tenha uma idéia sobre o real conteúdo de THC, nenhuma das possibilidades pode ser descartada; qualquer comparação entre os efeitos da maconha bruta produzidos em diferentes pessoas fica prejudicada. Foi nesse sentido que a identificação do THC se tornou fundamental; sabe-se agora o que é atribuível ao efeito da droga e o que decorre de peculiaridades individuais.

Os efeitos da maconha aparecem poucos minutos após ela ser fumada (forma mais freqüente do seu uso) e podem durar até cerca de 12 horas. A sua ação se traduz em um estado de bem-estar, riso fácil, confusão mental e uma distorção do tempo e do espaço. Estes dois últimos efeitos, que por si não significam muito, podem ter graves implicações se alguém, sob a ação da maconha, for executar tarefas que exigem uma boa noção de tempo e espaço. Guiar é obviamente a situação mais comum.

Em doses maiores podem aparecer alucinações, que são percepções sem objeto. A pessoa vê, sente, ouve coisas que realmente não existem. São produtos da sua mente sob a ação da maconha. O conteúdo dessas alucinações varia muito. Algumas são consideradas como muito agradáveis, propiciando uma situação conhecida como "boa viagem". Outras vezes o conteúdo das alucinações é desagradável, podendo gerar muita ansiedade e pânico, com conseqüências imprevisíveis. É o que se costuma chamar de "má viagem". O interessante é que uma mesma pessoa pode, em ocasiões diferentes, ter uma boa ou uma má viagem. Por outro lado, os relatos de duas pessoas que tiveram uma experiência sob a ação da droga podem ser muito parecidos no conteúdo, mas ser relatada como ótima por uma delas e desagradável pela outra, o que mostra que fatores pessoais são muito importantes na interpretação que cada um dá à experiência que teve.

Do ponto de vista orgânico, a ingestão aguda de maconha leva a um aumento da freqüência dos batimentos do coração, que só vai representar problema para quem eventualmente já tenha problemas cardíacos.

Ingerida constantemente, a maconha pode levar à alteração do nível de testosterona circulante, com conseqüente diminuição no número de espermatozóides no líquido seminal. É, no entanto, importante enfatizar que esse efeito é reversível, voltando os valores ao normal após a interrupção do seu uso. Usada cronicamente, a maconha parece também interferir na memória e, conseqüentemente, com a capacidade de aprendizagem. Apatia é outra condição geralmente associada ao uso crônico da maconha.

O que é Toxicomania

Uma afirmativa muito freqüente nas discussões que se travam sobre o uso de drogas psicotrópicas é que "o álcool e o fumo são mais maléficos do que a maconha!" O que se sabe é que o tabaco prejudica o aparelho circulatório e aumenta a probabilidade de câncer. Mas isto não significa que a maconha não possa também ter esse efeito. Ainda não existem estudos suficientes sobre o uso regular da maconha que permitam descartar essa possibilidade. Sendo a maconha uma droga de uso ilegal, muito dificilmente se conseguirão dados confiáveis onde as pessoas irão dizer por quanto tempo fumam e quanto fumam (é necessário um número muito grande de pessoas estudadas para se chegar a conclusões válidas). Por outro lado, deve-se levar em conta que as folhas de maconha são também recobertas, como as de tabaco, por uma camada de cera protetora, onde são encontrados alcatrões e outras substâncias que têm ação cancerígena.

Em relação ao álcool, a comparação com a maconha só seria justa se ela fosse consumida na mesma quantidade e intensidade com que o são as bebidas alcoólicas. É até possível que a maconha seja menos prejudicial, mas no momento tal afirmativa é no mínimo prematura.

Uma outra afirmação não menos freqüente é que a maconha funciona como "porta de entrada" para outras drogas de efeitos mais potentes. Essa colocação está sujeita a duas interpretações. Na primeira, os efeitos farmacológicos produzidos pela maconha levariam à procura, ao desejo de outras drogas. Não existe nenhuma evidência concreta de que isto ocorra. A segunda possibilidade é que o uso da maconha amplia-se para outras drogas na medida em que seu uso implica o contato estreito com pessoas que se utilizam de vários psicotrópicos. O contato com um tipo de subcultura, onde a droga é cultuada. Qualquer droga! O indivíduo pode se "render" às normas do grupo e passar a fazer uso dos mais diferentes psicotrópicos. Esta hipótese me parece a mais provável.

Cocaína

Cocaína é o componente natural das folhas da planta coca, que é muito cultivada na região dos Andes. Por muitos séculos os habitantes dessas regiões vêm mascando folhas de coca principalmente para diminuir o excessivo cansaço e a fome.

Na metade do século XIX a cocaína começou a ser extraída das folhas de coca, e por algum tempo foi usada em diferentes partes do mundo em bebidas usadas como "tônicos" por pessoas que

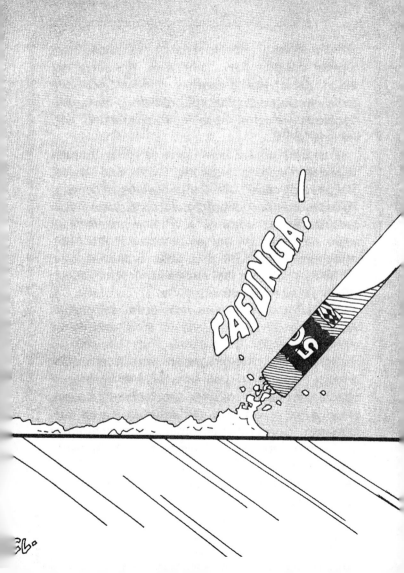

queriam se sentir menos fatigadas. Até a Coca-Cola conteve cocaína por alguns anos. No início do século XX o uso de cocaína tanto na Coca-Cola como em outras bebidas foi proibido, e o seu uso reapareceu, já como droga de uso clandestino, por volta de 1960.

A cocaína pura é hoje usada de várias formas: ingerida, injetada ou aspirada. Existe ainda o uso da "pasta de coca", que é uma mistura que contém várias substâncias extraídas da coca, inclusive a cocaína. Ela (a cocaína) é vendida no mercado negro na forma de um pó branco e muito fino, cuja pureza varia de 5 a 50%. É misturada a substâncias que se lhe assemelham, como talco, amido de milho ou mesmo açúcar.

Os efeitos mais comuns após o uso de cocaína são a perda da fome e do sono, acompanhada de euforia, sensação de bem-estar e de aumento de energia. Doses maiores podem levar à excitação sexual. Também a uma irritabilidade intensa, o que possivelmente explica a associação entre o uso de cocaína e violência. Os sintomas físicos que aparecem concomitantemente são aumento dos batimentos cardíacos, dilatação da pupila, aumento da temperatura corporal, suor e palidez. Todos esses efeitos são semelhantes aos produzidos pela anfetamina.

A sensação de intenso bem-estar é fugaz. Desaparece rapidamente e sobrevêm a apatia, tristeza e ansiedade, o que por sua vez é revertido por uma nova dose de cocaína. É fácil entender por que ela é considerada como uma das drogas com maior potencial para produzir dependência psicológica.

O uso contínuo de cocaína leva a problemas psicológicos bastante sérios, como idéias de perseguição, irritabilidade intensa e alucinações. Obviamente, essas alterações podem comprometer toda a vida de relação da pessoa.

Um dado interessante é que a cocaína, provavelmente pelo seu alto custo, foi por muito tempo considerada como uma "droga de pessoas ricas", "de pessoas mais velhas", uma droga ligada a um certo *status*. Já faz parte do folclore a imagem de pessoas aspirarem cocaína em notas valiosas (dólar, de preferência). Hoje em dia o seu uso é muito divulgado, inclusive entre pessoas bastante jovens. É a droga da moda.

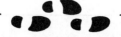

O TRIPÉ:
DROGA, HOMEM E SOCIEDADE

Toxicomania ou dependência de drogas ou drogadicção são formas equivalentes de designar a condição na qual a relação com a droga se dá de maneira tão intensa que o seu uso passa a ser o principal determinante da ação do indivíduo.

Uma condição em essência empobrecedora, na medida em que a pessoa desconhece formas alternativas de resposta a situações de vida. Escravizadora, porque tem sua liberdade condicionada aos efeitos das drogas. Solitária, pois o outro não mais interessa, perdida que foi a dimensão social da existência.

Sobre o que leva a essa condição já se escreveram livros suficientes para preencher as estantes de muitas bibliotecas, o que mostra que a resposta

O que é Toxicomania 53

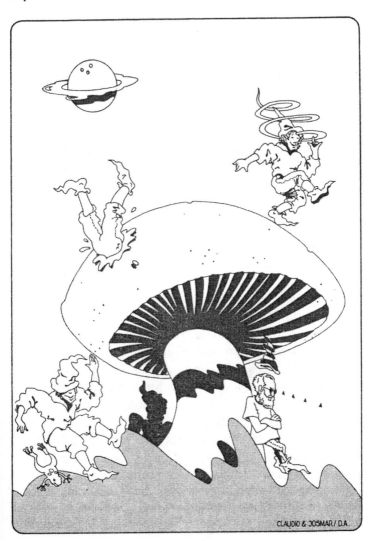

não deve ser óbvia nem fácil. Em geral o assunto é tratado dentro do modelo do tripé que discutimos em capítulo anterior: agente (droga), hospedeiro e agente (indivíduo) e ambiente.

Uma parte do tripé: as drogas

A contribuição do papel das drogas na compreensão das toxicomanias se dá na medida em que possibilita, pelo estudo dos seus intrincados mecanismos de ação e efeitos sobre a mente humana, prever quais as drogas de maior potencial gerador de dependência. Informa também sobre quais os psicotrópicos que induzem dependência física e, portanto, têm um fator complicador a mais.

Evita que sejam cometidos erros grosseiros, como supor que o uso crônico de estimulantes ou tranqüilizantes é uma prática absolutamente inócua; ou imaginar que os fumantes de maconha não podem interromper o uso sob o risco de uma síndrome de abstinência; ou ainda ser levado a crer que o álcool, por ser um psicotrópico de venda legal, não induza, pelo uso crônico e intenso, a uma severa síndrome de abstinência.

Dito de outra forma, essa parte do tripé nos conta que existem drogas e drogas, e que entendê-las de uma forma genérica é como se referir a "verduras" sem levar em conta o seu diferente valor em termos de calorias, de vitaminas e de gosto.

A segunda parte do tripé: o ambiente

Até que ponto as normas culturais, as pressões sociais determinam o uso e as conseqüências do uso de drogas psicotrópicas?

É muito esclarecedora a observação do que acontece em agrupamentos sociais onde o uso de drogas se faz por razões muito diferentes daquelas às quais nós estamos acostumados. Elas são usadas com o sentido de fortalecer ligações entre os seus membros, em rituais religiosos, em ritos de iniciação.

Em Atenas, na Grécia, é comum os portuários se reunirem em pequenos grupos, no fim da tarde, após o trabalho. Conversam entre si, fumam maconha em um cachimbo feito de batata sem que comportamento anormal ou anti-social seja observado; apenas à medida que vão fumando diminuem gradativamente a conversação.

Entre os índios cambá, da Bolívia, o uso de

bebidas alcoólicas se constitui em ritual secular, descrito da seguinte forma:

> "Os membros do grupo sentam-se em cadeiras compondo um círculo... Uma garrafa de álcool e um único recipiente, que serve de copo, são passados de mão em mão. O anfitrião enche o copo, escolhe um dos participantes, bebe metade do conteúdo e lhe entrega o restante. Esse, por sua vez, acaba de esvaziar o copo, enche-o novamente, repete o gesto e escolhe seu sucessor... Por volta da quarta hora há poucas conversas; a maioria permanece olhando fixamente o chão, em silêncio, enquanto os outros dormem (...). Entre os cambá o beber não leva à expressão de agressividade física ou verbal."

A importância do significado que os efeitos das drogas têm nas diversas culturas e que moldam a expectativa dos usuários fica clara quando se compara o que foi descrito para os cambá com o que ocorre entre os abipone:

> "Os abipone, habitantes do Paraguai, quando sob a ação do álcool, tornam-se muito agressivos. Freqüentemente ocorre que a briga entre dois deles, quando intoxicados, estende-se a todos os demais terminando em violentas agressões."

Cogumelos alucinogênicos foram usados pelos sacerdotes do povo asteca e ainda o são por índios mexicanos em cerimônias religiosas; são chamados de *teonanacatl*, que significa "carne de Deus". Os efeitos alucinogênicos são interpretados como mensagens dos deuses. O ritual religioso como que "contém" os efeitos da droga sobre a mente; assim contidos, os efeitos vão ter a função social que lhes é atribuída. O indivíduo toma a droga não para ele, mas para cumprir o papel para o qual foi designado pelo seu grupo. Este tem a função determinadora de onde, quanto, quando e por que a droga vai ser usada.

O significado do uso de drogas dentro dos "ritos de passagem", como é a iniciação para a vida adulta, está colocado de uma forma muito clara e bonita num diálogo que se deu entre um etnólogo, Georg J. Seitz, e um jovem índio da tribo dos karauetari, aparentado culturalmente dos yanomami, que vivem na região amazônica, em área fronteiriça entre o Brasil e a Venezuela:

— Você também aspira epena? (O epena é um alucinógeno.)
— Não! *Não posso aspirar ainda. Sou muito jovem.*
— Quando você terá idade para isso?
— Não sei. Mas acho que logo.
— Quem decide a esse respeito?
— Meu pai. Ele me ensina tudo relacionado com o pó epena, e eu também já sei o que acontecerá quando aspirar o pó.
— E o que acontece?

> — Pode-se ver os hukala, os homens grandes que moram em grandes cabanas, lá em cima — e ele aponta em direção ao céu. — O pó me torna tão alto que posso alcançá-los e falar com eles.
> — E o que você quer conversar com eles?
> — Posso pedir-lhes para que me ajudem nas caçadas, para que eu encontre animais grandes. E quando aspiro epena, sinto-me forte, muito mais forte do que aqueles que não têm o pó.

Obviamente, a utilização de drogas em culturas semelhantes à nossa obedece a padrões que nada têm em comum com os que foram descritos. E não poderia ser diferente. Culturas onde não existem normas sobre o uso de drogas ou que quando existem são ambíguas, frouxas, só podem gerar um uso indiscriminado e individualista que não se submete a restrições.

Nas sociedades onde o consumo de drogas se constitui em problema (as toxicomanias sendo a sua maior tradução), além da ausência de normas culturais apropriadas, existe uma série de fatores de risco. Instabilidade social levando à insegurança e à falta de perspectiva quanto ao futuro, situações competitivas geradas por "necessidade" de ascensão social, são alguns deles.

E condições econômicas? O que dizer da sua influência no consumo de drogas? Não é necessário mais do que bom senso para supor que a pobreza, por todas as limitações que acarreta, é um fator de risco para o uso de drogas. Escapar da realidade por meios químicos fica sendo uma das alternativas.

No entanto, a explicação dos fatores de vulnerabilidade social não são "vias de uma só mão". Boas condições econômicas não constituem garantia contra o uso inadequado de drogas; o próprio "lazer enfastiado" é um fator de risco importante.

O estar bem consigo próprio, o se sentir com perspectivas é por certo uma condição protetora. A questão que se coloca é como as diversas condições sociais, nos diferentes momentos históricos, favorecem ou dificultam esse "bemestar". Na sua autobiografia, um famoso líder dos muçulmanos negros americanos, na década de 60, Malcolm X, nos conta como, na percepção dos seus liderados, a sociedade americana levava os negros à toxicomania:

> "Todo viciado toma tóxico para escapar de alguma coisa... a maioria dos viciados pretos estava, no fundo, se narcotizando contra o fato de serem homem preto na América do homem branco... o homem preto que toma tóxicos está simplesmente ajudando o homem branco a 'provar' que o homem preto não vale coisa alguma."

A outra parte do tripé:
o homem

Através da farmacologia nos é relativamente fácil prever a probabilidade de diferentes psicotrópicos levarem à dependência. Já é muito mais difícil prever quais as pessoas que têm maior possibilidade de se tornar dependentes de drogas. Seriam características de personalidade, acontecimentos de vida, relações específicas ocorridas na infância, ou mesmo condições absolutamente circunstanciais?

Uma primeira situação a ser discutida é aquela em que o homem teria apenas o papel de hospedeiro, vale dizer, sobre o qual o agente droga vem se assentar. Não houve procura de droga — a situação do sujeito caracteriza-se pela passividade. É o que ocorre quando o uso do psicotrópico se inicia em função de um tratamento médico — entendendo-se "tratamento médico" no sentido mais amplo, que inclui receitas dadas em farmácias, sugeridas por amigos ou mesmo automedicação.

Drogas opiáceas, como a morfina, usadas por um período de tempo para alívio de dor intensa, podem levar a dependência física, de tal forma que passada a dor e cessado o medicamento pode ocorrer a síndrome de abstinência.

A pergunta que fica é o quanto essa síndrome de

abstinência vai fazer com que a pessoa tome mais morfina, já agora não para alívio da dor mas para evitar a sensação extremamente desagradável da abstinência. Aliás, é bom que se diga que existem várias substâncias opiáceas ("tipo morfina") sendo vendidas em farmácias sem que quem delas se utiliza tenha esta informação.

Situação semelhante, e que vem ocorrendo com grande freqüência, diz respeito aos psicotrópicos usados para diminuir a ansiedade (na sua forma popular, o nervosismo), o *stress*, a insônia crônica. São as drogas ansiolíticas, também chamadas de tranqüilizantes ou conhecidas pelo seu nome químico "benzodiazepínicos". O consumo por um longo período de tempo destas drogas (dependendo da dose) pode levar à dependência física. Novamente nos fica a questão. Até que ponto o uso dessas drogas se perpetuaria não mais pela razão inicial do seu uso, mas para evitar a síndrome de abstinência?

Dependência de drogas gerada nessa situação "medicamentosa" é possível. No entanto, são casos fáceis de serem revertidos. Isto é fácil de entender. A pessoa não foi procurar a droga, os seus efeitos (outros que não aqueles pelos quais foram receitados) não lhe eram importantes, não vieram cumprir nenhum papel. Dito de outra forma, o indivíduo não é agente; é, neste caso, apenas o "hospedeiro". Não há por que dispender toda a sua energia, seu tempo em encontrá-la. Não há por que relegar os interesses da sua vida para um segundo plano. O seu problema está contido na resolução da dependência física. Uma vez esta sendo ultrapassada, o que pode ocorrer em poucos dias se convenientemente tratada, cessa a razão da perpetuação do uso da droga.

E as situações em que o homem tem um papel ativo na procura da droga? Quais as razões que motivam este papel de agente? No geral devem ser tão diversificadas como diversificado é o comportamento humano. No entanto, existem formas de enquadrar estas motivações, não excluindo o risco do excessivo esquematismo. A vontade de "pertencer" a um grupo é uma motivação das mais importantes. Para "pertencer" é necessário se identificar. Para se identificar é preciso acompanhar os costumes, as formas de ação do objeto de identificação. O uso de drogas pode fazer parte dos costumes de determinado grupo ao qual se queira pertencer. Para evitar o fatalismo, tem que ser dito que deste processo não decorre, necessariamente, a dependência. Muitos passaram por ele, sem conseqüências maiores. Para outros este processo foi o início de um uso continuado de drogas. O que ditou a diferença? Difícil saber.

Uma motivação que não pode ser ignorada é a

O que é Toxicomania

própria curiosidade em si. Tanto se fala e se comenta, que se torna natural alguém querer saber "que raio de sensação é essa que as drogas proporcionam". Quase inevitável a experiência com os psicotrópicos mais disponíveis, como é o caso da maconha. O quão significativa esta experiência vai ser é o que novamente nos escapa. Relatos do tipo "foi um barato", "achei chatíssimo', "morri de sono", "deu pra curtir", "era só isto?", "fiquei péssimo", "fiquei ótimo" são amostras da diversidade dos significados emprestados à ação das drogas.

O uso de drogas como escape talvez seja a motivação mais conhecida (por conhecida entenda-se divulgada e não compreendida). Esquecer problemas, frustrações, insatisfações. Fugir do tédio. Escapar da timidez, da insegurança. Procurar o prazer no efeito das drogas.

A idéia de que determinadas drogas proporcionam *insights* notáveis, aumentam a criatividade e a sensibilidade é por demais atraente. Funciona como um poderoso atrativo. Particularmente, não acredito nesta ação das drogas de criar o que não existe, de "tirar leite de pedra". Sensibilidade, criatividade decorrem de todo um longo processo que não aparece porque moléculas químicas ingeridas interagiram com moléculas químicas já existentes no cérebro. Acreditar nisto é como acreditar que o Popeye realmente se transformava em poucos segundos de fraco em forte. Nenhum espinafre faz esse milagre.

Baudelaire, em 1864, no seu livro *Os paraísos artificiais*, comentando sobre o haxixe, explicita de uma forma belíssima a idéia de que as drogas não criam o inexistente:

> "A embriaguez, em toda a sua duração, será apenas, é verdade, um imenso sonho, graças à intensidade das cores e à rapidez das concepções, mas guardará sempre a tonalidade particular do indivíduo. O homem quis sonhar, o sonho governará o homem, mas este sonho será o filho de seu pai. (...) O cérebro e o organismo sobre os quais opera o haxixe oferecerão apenas seus fenômenos comuns, individuais, aumentados, é verdade, quanto ao número e à energia, mas sempre fiéis às suas origens. O homem não escapará à fatalidade de seu temperamento físico e moral: o haxixe será, para as impressões e os pensamentos familiares do homem, um espelho que aumenta, mas um simples espelho."

Juntando os tripés

O entendimento isolado sobre as drogas, os fatores de vulnerabilidades pessoais e os fatores de risco social não nos fazem compreender as toxicomanias. Fica-se na conhecida situação dos cegos que foram apalpar partes de um elefante tentando por este processo defini-lo. Cada um "definiu" o elefante pelas características da parte que havia apalpado.

Saber que existem vários tripés é indispensável para evitar explicações simplistas e sectárias sobre a dependência de drogas. Não há como reduzir a sua compreensão a apenas um deles, seja qual for o privilegiado na escolha; suas diferentes inter-relações têm que ser consideradas. Difícil exercício este, na medida em que se entende toxicomania como sendo uma das formas pelas quais os problemas humanos se expressam. Mudam os tempos, mudam as situações, mudam os valores — mudam as formas pelas quais se vestem os problemas humanos.

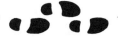

INDICAÇÕES PARA LEITURA

CARLINI, E. A.: "Maconha (Cannabis sativa): da 'erva do diabo' a medicamento do establishment?". *Ciência e cultura*, 32, 684-690 (1980).

CARLINI, E. A.: "Fungos alucinogênicos e cannabis sativa". *Jornal Brasileiro de Psiquiatria*, 29, 365-372 (1980).

CARLINI, E. A.: "Maconha (Cannabis sativa): mito e realidade, fatos e fantasias". *Medicina e Cultura*, 36, 24-33 (1981).

CARLINI, E. A.: "Efeitos psicotrópicos de plantas brasileiras". *Ciência e Cultura*, 35, 444-450 (1983).

DEL PORTO e MASUR, J.: "Influência de fatores extrafarmacológicos sobre os efeitos de drogas psicotrópicas". *Jornal Brasileiro de Psiquiatria*, 33, 261-266 (1984).

Drogas e drogados. EPU (1982).

GRAEFF, F. G.: *Drogas psicotrópicas e seu modo de ação*. EPU (1984).

KALINA, E. e KOVADLOFF, S.: *Drogadicção*. Ed. Francisco Alves (1983).

MASUR, J.: *A questão do alcoolismo*. Ed. Brasiliense (1984).

OLIVENSTEIN, C.: *Os drogados não são felizes*. Ed. Nova Fronteira (1977).

OLIVENSTEIN, C.: *A droga*. Ed. Brasiliense (1980).

SONENREICH, C.: *Maconha na clínica psiquiátrica*. Ed. Manole (1982).

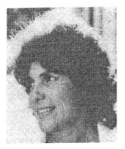

Sobre a autora

Formada em Psicologia pela USP e doutora em Psicofarmacologia pela Escola Paulista de Medicina, Jandira Masur (1940 - 1990) foi presidente da Associação Brasileira de Estudos do Álcool e do Alcoolismo (ABEAA), assessora do PRONAL (Programa Nacional de Controle dos Problemas Relacionados com o Consumo do Álcool) do Ministério da Saúde e professora adjunta da Escola Paulista de Medicina, onde exerceu também o cargo de vice-chefe do Departamento de Psicologia.

Caro leitor:
As opiniões expressas neste livro são as do autor, podem não ser as suas. Caso você ache que vale a pena escrever um outro livro sobre o mesmo tema, nós estamos dispostos a estudar sua publicação com o mesmo título como "segunda visão".

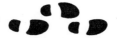

Coleção Primeiros Passos
Uma Enciclopédia Crítica

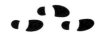

ABORTO
AÇÃO CULTURAL
ACUPUNTURA
ADMINISTRAÇÃO
ADOLESCÊNCIA
AGRICULTURA SUSTENTÁVEL
AIDS
AIDS - 2ª VISÃO
ALCOOLISMO
ALIENAÇÃO
ALQUIMIA
ANARQUISMO
ANGÚSTIA
APARTAÇÃO
ARQUITETURA
ARTE
ASSENTAMENTOS RURAIS
ASSESSORIA DE IMPRENSA
ASTROLOGIA
ASTRONOMIA
ATOR
AUTONOMIA OPERÁRIA
AVENTURA
BARALHO
BELEZA
BENZEÇÃO
BIBLIOTECA
BIOÉTICA
BOLSA DE VALORES
BRINQUEDO
BUDISMO
BUROCRACIA
CAPITAL
CAPITAL INTERNACIONAL
CAPITALISMO
CETICISMO
CIDADANIA
CIDADE
CIÊNCIAS COGNITIVAS
CINEMA
COMPUTADOR
COMUNICAÇÃO
COMUNICAÇÃO EMPRESARIAL
COMUNICAÇÃO RURAL
COMUNIDADE ECLESIAL
 DE BASE
COMUNIDADES ALTERNATIVAS
CONSTITUINTE
CONTO
CONTRACEPÇÃO
CONTRACULTURA
COOPERATIVISMO
CORPO
CORPOLATRIA
CRIANÇA
CRIME
CULTURA
CULTURA POPULAR
DARWINISMO
DEFESA DO CONSUMIDOR
DEMOCRACIA
DEPRESSÃO
DEPUTADO
DESENHO ANIMADO
DESIGN
DESOBEDIÊNCIA CIVIL
DIALÉTICA
DIPLOMACIA
DIREITO
DIREITO AUTORAL

Coleção Primeiros Passos
Uma Enciclopédia Crítica

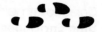

DIREITOS DA PESSOA
DIREITOS HUMANOS
DOCUMENTAÇÃO
ECOLOGIA
EDITORA
EDUCAÇÃO
EDUCAÇÃO AMBIENTAL
EDUCAÇÃO FÍSICA
EMPREGOS E SALÁRIOS
EMPRESA
ENERGIA NUCLEAR
ENFERMAGEM
ENGENHARIA FLORESTAL
ESCOLHA PROFISSIONAL
ESCRITA FEMININA
ESPERANTO
ESPIRITISMO
ESPIRITISMO 2ª VISÃO
ESPORTE
ESTATÍSTICA
ESTRUTURA SINDICAL
ÉTICA
ETNOCENTRISMO
EXISTENCIALISMO
FAMÍLIA
FANZINE
FEMINISMO
FICÇÃO
FICÇÃO CIENTÍFICA
FILATELIA
FILOSOFIA
FILOSOFIA DA MENTE
FILOSOFIA MEDIEVAL
FÍSICA
FMI

FOLCLORE
FOME
FOTOGRAFIA
FUNCIONÁRIO PÚBLICO
FUTEBOL
GEOGRAFIA
GEOPOLÍTICA
GESTO MUSICAL
GOLPE DE ESTADO
GRAFFITI
GRAFOLOGIA
GREVE
GUERRA
HABEAS CORPUS
HERÓI
HIEROGLIFOS
HIPNOTISMO
HIST. EM QUADRINHOS
HISTÓRIA
HISTÓRIA DA CIÊNCIA
HISTÓRIA DAS MENTALIDADES
HOMEOPATIA
HOMOSSEXUALIDADE
IDEOLOGIA
IGREJA
IMAGINÁRIO
IMORALIDADE
IMPERIALISMO
INDÚSTRIA CULTURAL
INFLAÇÃO
INFORMÁTICA
INFORMÁTICA 2ª VISÃO
INTELECTUAIS
INTELIGÊNCIA ARTIFICIAL
IOGA

Coleção Primeiros Passos
Uma Enciclopédia Crítica

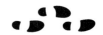

ISLAMISMO
JAZZ
JORNALISMO
JORNALISMO SINDICAL
JUDAÍSMO
JUSTIÇA
LAZER
LEGALIZAÇÃO DAS DROGAS
LEITURA
LESBIANISMO
LIBERDADE
LÍNGUA
LINGÜÍSTICA
LITERATURA INFANTIL
LITERATURA POPULAR
LIVRO-REPORTAGEM
LIXO
LOUCURA
MAGIA
MAIS-VALIA
MARKETING
MARKETING POLÍTICO
MARXISMO
MATERIALISMO DIALÉTICO
MEDICINA ALTERNATIVA
MEDICINA POPULAR
MEDICINA PREVENTIVA
MEIO AMBIENTE
MENOR
MÉTODO PAULO FREIRE
MITO
MORAL
MORTE
MULTINACIONAIS
MUSEU

MÚSICA
MÚSICA BRASILEIRA
MÚSICA SERTANEJA
NATUREZA
NAZISMO
NEGRITUDE
NEUROSE
NORDESTE BRASILEIRO
OCEANOGRAFIA
ONG
OPINIÃO PÚBLICA
ORIENTAÇÃO SEXUAL
PANTANAL
PARLAMENTARISMO
PARLAMENTARISMO MONÁRQUICO
PARTICIPAÇÃO
PARTICIPAÇÃO POLÍTICA
PEDAGOGIA
PENA DE MORTE
PÊNIS
PERIFERIA URBANA
PESSOAS DEFICIENTES
PODER
PODER LEGISLATIVO
PODER LOCAL
POLÍTICA
POLÍTICA CULTURAL
POLÍTICA EDUCACIONAL
POLÍTICA NUCLEAR
POLÍTICA SOCIAL
POLUIÇÃO QUÍMICA
PORNOGRAFIA
PÓS-MODERNO
POSITIVISMO
PREVENÇÃO DE DROGAS

Coleção Primeiros Passos
Uma Enciclopédia Crítica

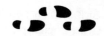

PROGRAMAÇÃO
PROPAGANDA IDEOLÓGICA
PSICANÁLISE 2ª VISÃO
PSICODRAMA
PSICOLOGIA
PSICOLOGIA COMUNITÁRIA
PSICOLOGIA SOCIAL
PSICOTERAPIA
PSICOTERAPIA DE FAMÍLIA
PSIQUIATRIA ALTERNATIVA
PUNK
QUESTÃO AGRÁRIA
QUESTÃO DA DÍVIDA EXTERNA
QUÍMICA
RACISMO
RÁDIO EM ONDAS CURTAS
RADIOATIVIDADE
REALIDADE
RECESSÃO
RECURSOS HUMANOS
REFORMA AGRÁRIA
RELAÇÕES INTERNACIONAIS
REMÉDIO
RETÓRICA
REVOLUÇÃO
ROBÓTICA
ROCK
ROMANCE POLICIAL
SEGURANÇA DO TRABALHO
SEMIÓTICA
SERVIÇO SOCIAL
SINDICALISMO
SOCIOBIOLOGIA
SOCIOLOGIA

SOCIOLOGIA DO ESPORTE
STRESS
SUBDESENVOLVIMENTO
SUICÍDIO
SUPERSTIÇÃO
TABU
TARÔ
TAYLORISMO
TEATRO NO
TEATRO
TEATRO INFANTIL
TECNOLOGIA
TELENOVELA
TEORIA
TOXICOMANIA
TRABALHO
TRADUÇÃO
TRÂNSITO
TRANSPORTE URBANO
TROTSKISMO
UMBANDA
UNIVERSIDADE
URBANISMO
UTOPIA
VELHICE
VEREADOR
VÍDEO
VIOLÊNCIA
VIOLÊNCIA CONTRA A MULHER
VIOLÊNCIA URBANA
XADREZ
ZEN
ZOOLOGIA